6分半で眠れる！
快眠セラピーCDブック

幸せな人生を実現させる方法

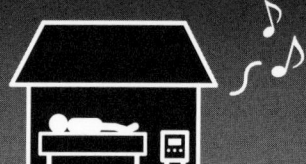

遠藤拓郎　著

★はじめに

はじめに

この本を手に取っていただき、ありがとうございます。
この本を開いて、今このページを読んでいるあなたは、いったいどのような悩みをかかえているのでしょうか？

「疲れているけれど、なかなか寝付けない…」
「忙しくて、寝る時間が少ない…。短い時間で、効率良く眠る方法はないだろうか？」
「最近、肌が荒れてきた…」
「うまくダイエットができない…(またはダイエットが続かない)」

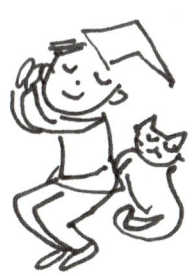

「常に、頭がボーっとしている気がする…」
「やる気がおきない…」
「体に力が入らない…」

こういった悩みの原因は、しっかりとした睡眠がとれていないからではないでしょうか？

あなたは毎日、しっかりとした睡眠をとれていると自信を持って言えますか？

きちんとした正しい「睡眠の知識」を持っていますか？

この本では、そういった悩みを解決するために、あなたが快適に眠り、幸せになるための知識をまとめました（もちろん睡眠における最新の研究結果に基づいています）。

睡眠は「健康」「美容」「ダイエット」「仕事」「勉強」など、人生のありとあらゆることに大きく関わっています（詳しくは1章を読んで下さい）。

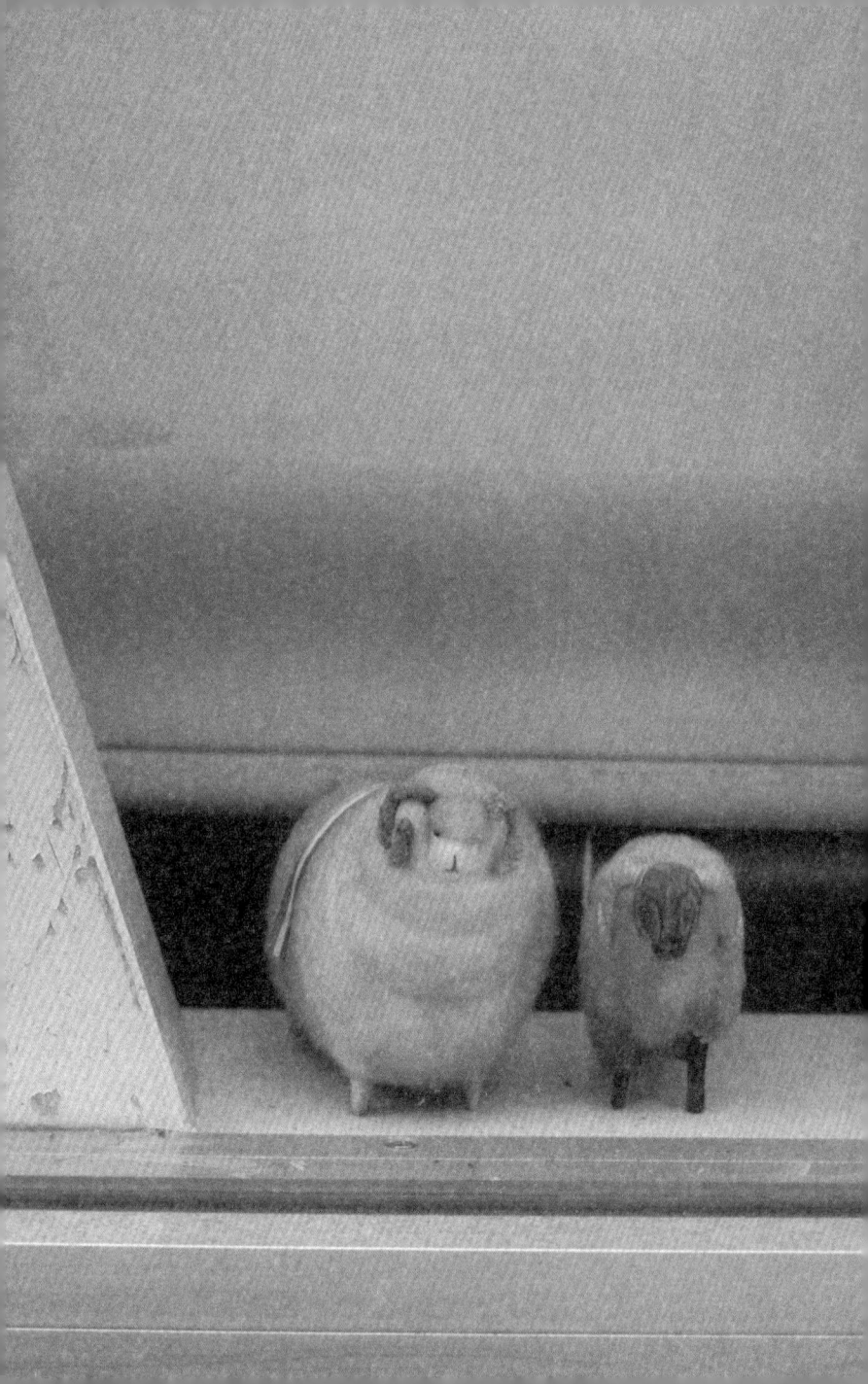

つまり、どう眠るかで、人生は変わります。

逆に言えば、**睡眠を変えることで、人生は変えられる**のです（大げさに聞こえるかもしれませんが、本当にそうなのです）。

さて、この本を読む前に、1つあなたにお願いしたいことがあります。

それは、どうか今夜は、**この本を読み終えるまで、眠らないでほしい**ということです。

100ページほどの短い本ですので、ぜひ、一気に読み切ってしまって下さい。

そして、この本に書いてあることを実行してみて下さい。

この本には**あなたが快適に眠るためのヒント**が、随所にちりばめられています。

また、本を読み進めていく上で、あなたが視覚的にリラックスできるように、写真やイラストをたくさん使いました。

ぜひ、宝探しのような気持ちで、この本を開いてみて下さい。

★はじめに

この本の**1章**では、睡眠がいかに人生に影響を与えるものであるかをお話しします。

2章では、「**睡眠のメカニズム**」についてお話しします。快適な睡眠をとるためには欠かせない知識になりますので、ぜひしっかり理解して下さい。

3章では、2章で説明した知識をふまえて、「**快眠のための具体的な方法（テクニック）**」についてお話しします。

また、この本には、「**快適に眠るためのCD**」を特別付録としてつけました。このCDは、詳しくは3章（102ページ）に書きましたが、336回の臨床実験を経て作った自信作で、その効果は実証ずみです。

おかげさまで「**最後まで聞けないCD**」との評価をいただきました。平均6分半で眠りについてしまうため、

ぜひ、快眠を実現するために、寝床でご活用下さい（10ページの「付属CDの使い方」をしっかり読んで下さい）。

さあ、準備はできましたか？

前置きが長くなりましたが、どうか体の力を抜いて、リラックスしながら読んで下さい。

あなたが今抱えている悩みを解消し、幸せな人生を実現するために、私の研究とこの本、さらには付属ＣＤが、少しでもお役に立てることを願っております。

それでは、はじめましょう。

医学博士・スリープクリニック調布・銀座　遠藤拓郎

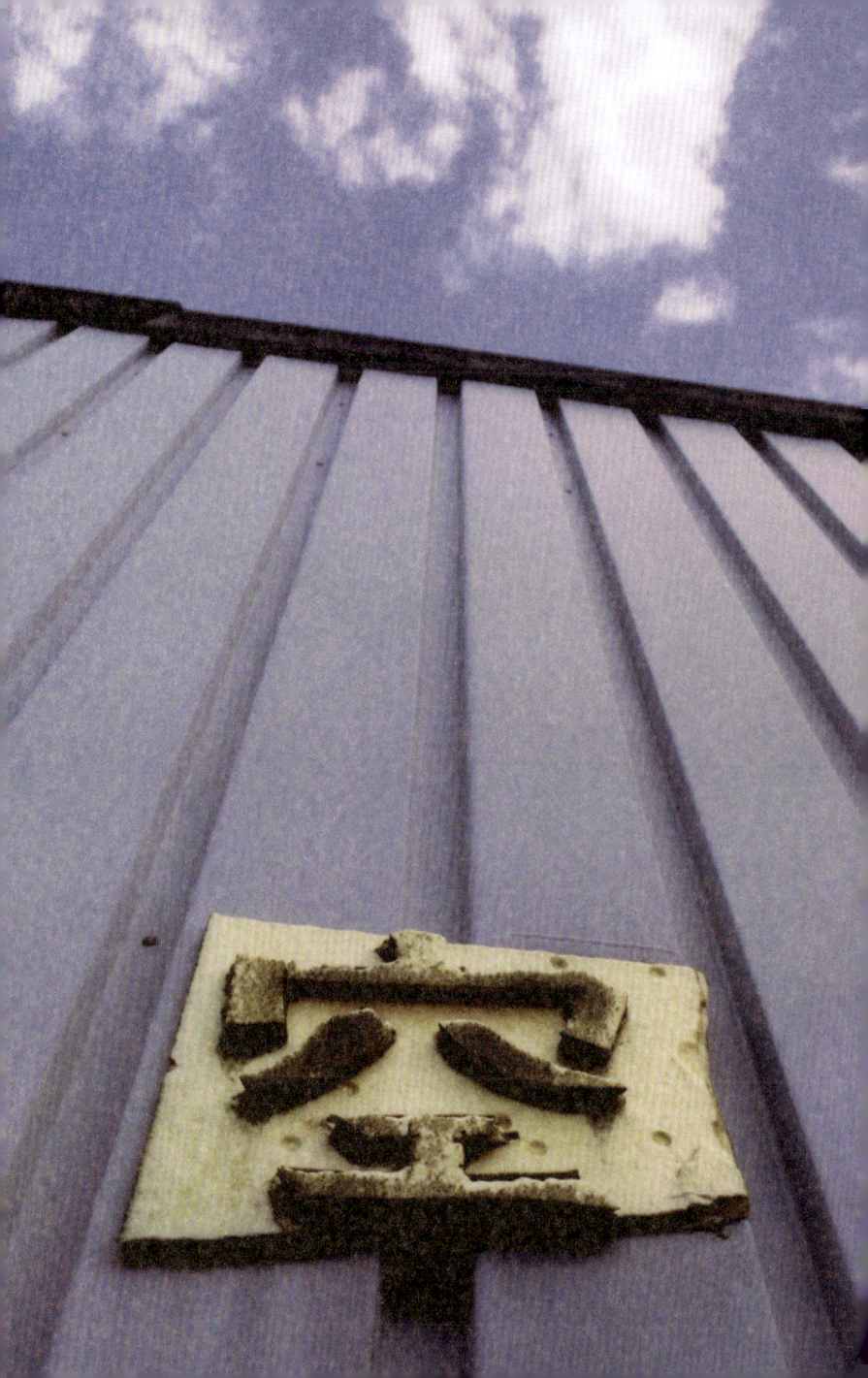

★目次

はじめに................1
付属CDの使い方................10

1章 どう眠るかで、人生は変わります!

1. 快眠は「健康」「美容」に効く!................12
2. 快眠は「ダイエット」に効く!................18
3. 快眠は「仕事」「勉強」に効く!................24

2章 快眠のために知っておきたい「睡眠のメカニズム」

1. 眠くなる時、体にはいったい何が起きているのか?................30
2. 眠くなるホルモンがある!................38
3. なぜ、月曜日の朝はキツイのか?................42

★ 目次

3章 心地よく、幸せに眠る方法

1. 快適に眠るための「環境の作り方」……78
2. 快適に眠るための「脳の騙し方」……85
3. 1日5分でできる「快眠体操」……90
4. 質の良い睡眠を得るアミノ酸がある!……94
5. 快眠に効果的な食べ物とは?……96
6. 昼寝は、何分が効果的?……99
7. 快眠へいざなう音楽(付属CDについて)……102

4. 睡眠には2つの種類がある!……48
5. 人はいったい何時間眠ればいいの?……54
6. 睡眠の「コアタイム」とは?……58
7. 「年をとるほど、眠れなくなる」は本当!……66
8. あなたは「不眠症」になっていませんか?……70

付属ＣＤの使い方

　３曲がワンセットになっていて、それぞれの曲に役割がありますので、１曲目から順番に聞いて下さい。
お手持ちのオーディオ機器や、携帯音楽プレーヤー（ウォークマンやiPod）などに入れてご活用下さい。

収録曲とその役割

1. Concerto ／古澤巌 **（想像力を高める曲）**

2. Liza ／葉加瀬太郎＆古澤巌 **（リラックスさせる曲）**

3. AVE MARIA ／志方あきこ **（眠りへといざなう曲）**

※各楽曲のリラクゼーション効果には個人差がありますので、あらかじめ
　ご了承下さい。
※ドライブ中などは、使用しないで下さい。

1章 どう眠るかで、人生は変わります！

1 ★ 快眠は「健康」「美容」に効く!

まず、あなたに知ってほしいのは「睡眠」は休むためだけにあるものではないということです。

「健康」「美容」「ダイエット」「脳（頭の回転）」などに大切な役割があるということを、まずは知っていただきたいと思います。

例えば、子供の成長に欠かせない**成長ホルモン**。

このホルモンは、大人になっても出てきますが、実は**「健康な体」や「美肌」を作るために欠かせないホルモン**です。

★1章　どう眠るかで、人生は変わります！

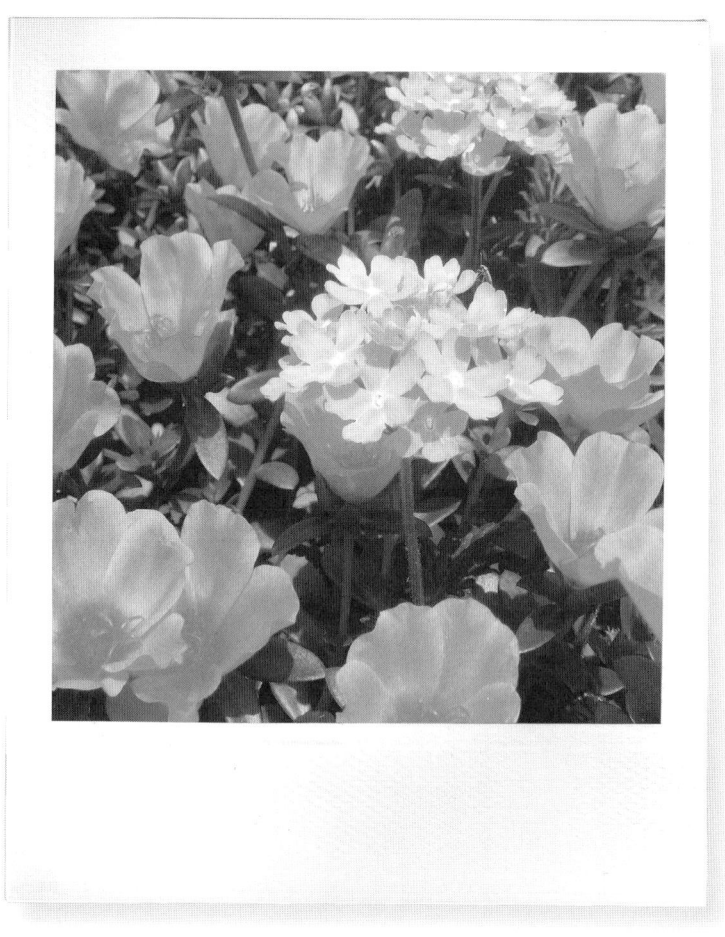

大人の場合、成長ホルモンには壊れたり、古くなったりした細胞を、新しい細胞に変える役割があります。

例えば、外出したりして紫外線を浴びると、皮膚の細胞が壊れます。

そこでなぜ、皮膚がボロボロにならないかというと、**夜寝ている間に成長ホルモンが活躍して壊れた細胞を新しく生まれ変わらせて、朝をむかえる**からです。

お酒も同じです。夜、お酒を飲むと肝臓の細胞が壊れます。

細胞が壊れたままだとそのうちお酒が飲めなくなりますが、夜に成長ホルモンが働いて、新しい細胞に生まれ変わることで、毎日、同じように活動できるのです。

15ページの表を見てください。

ここで注目してほしいのは、**成長ホルモンは、寝付いてから3時間の間に大量に分泌されて、睡眠の後半では出なくなる**ということです。

★ 1章 どう眠るかで、人生は変わります！

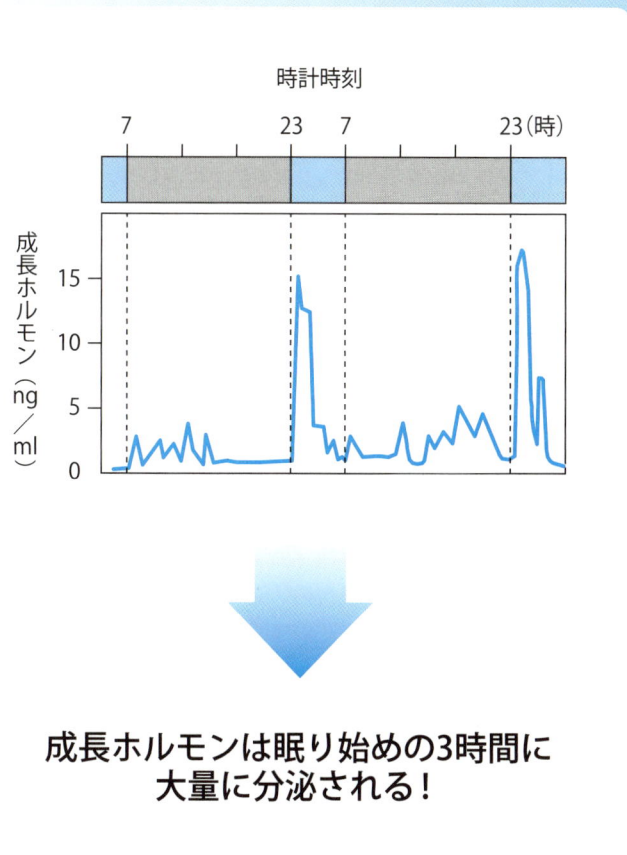

成長ホルモンは眠り始めの3時間に
大量に分泌される！

その証拠に、朝5時から、夜の23時までは、成長ホルモンはほとんど分泌されていません。

ですから、あなたが「毎日を健康に過ごしたい!」「肌をキレイに保ちたい!」と思うなら、**眠り始めの3時間で、いかに快適な睡眠をとるか**が鍵になります。

この本では、眠り始めの3時間で快適な睡眠をとるために大切なことをお伝えしていきます。

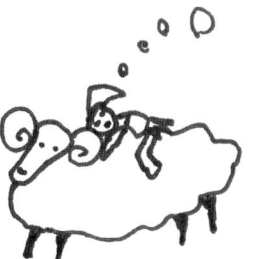

1章 どう眠るかで、人生は変わります！

「健康な体」や「美肌」を作るためには、眠り始めの3時間が大切！

2 快眠は「ダイエット」に効く!

一見、「睡眠」と「ダイエット」は何の関係もないように思われがちですが、実は密接な関係があります。

成長ホルモンとは別に、もう1つ大事なホルモンとして、**コルチゾール**があります。

これは別名、ストレスホルモンと言われていて、ストレスがかかると出てきますが、実は**「ダイエット」に欠かせないホルモン**です。

このコルチゾールには大切な役割があります。

★1章 どう眠るかで、人生は変わります！

それは体に蓄えられている栄養素、具体的には「脂肪」やブドウ糖のかたまりである「グリコーゲン」を代謝して、エネルギーに変えることです。

人間は基本的に、ブドウ糖をエネルギーにして生きています。

人間の1日のサイクルを簡単に説明しましょう。

あなたが朝、起きて朝食を食べると、朝食にはたくさんのブドウ糖が入っています。

あなたの体は、そのエネルギーを使って、お昼まで生きます。
同じように、昼食にたくさんのブドウ糖が入っていて、そのエネルギーを使って夕方まで生き、夕食のエネルギーを使って夜まで生きています。

ところが人間は夜になると、もうごはんを食べません。

なぜなら、寝るからです。

では、寝ている間にどうやって生きていくのかというと、実はここで活躍するのがコルチゾールです。

21ページの表を見てください。

コルチゾールは、夜中の3時くらいから大量に分泌されます。

ごはんを食べなくても心臓や肝臓を動かすことができるのは、実はコルチゾールが蓄えられた脂肪をエネルギーに変えているからです。またコルチゾールは、グリコーゲンというブドウ糖のかたまりを分解して、ブドウ糖を生み出し、エネルギーにしたりもしています。

このように、コルチゾールは、蓄えられた脂肪をエネルギーに変えてくれます。

このことから言えるのは、**人間は寝ながらにして「ダイエット」をしている**ということです。

★ 1章 どう眠るかで、人生は変わります！

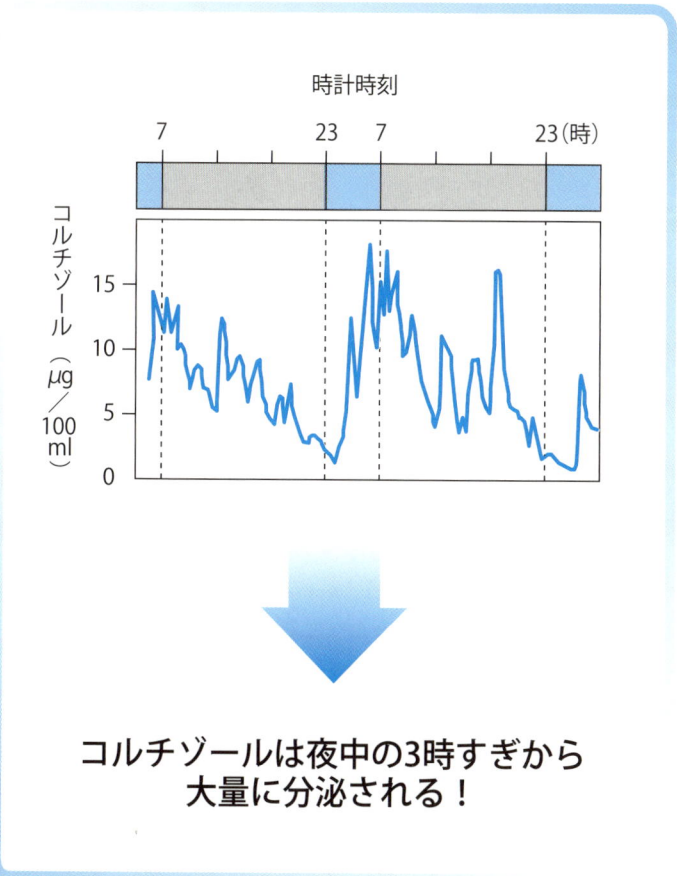

コルチゾールは夜中の3時すぎから
大量に分泌される！

ですから、しっかりした睡眠がとれていないと、この一連の流れがうまくいかず、太ってしまう原因にもなりえます。

例えば、うまく眠ることができなくて、**夜中にお菓子などを食べてしまった**としましょう。

すると、本来ならば、夜中の3時くらいからコルチゾールが活躍し、体の栄養素を分解してエネルギーとするところですが、この活動がうまく行われなくなってしまいます。

そうすると、夜中に食べたお菓子のエネルギーもさることながら、**本来使われるべきエネルギーまで、体に残って脂肪などになってしまいます。**

これが、不摂生で太るメカニズムです。

このように質の良い睡眠をとる生活は、実は、「ダイエット」に欠かせないのです。

夜中の3時すぎからコルチゾールが活躍して、人間は寝ながら「ダイエット」している。この時間に、しっかりした睡眠をとることが「ダイエット」には大切!

3 快眠は「仕事」「勉強」に効く!

あなたは、次のように感じたことはありませんか?

「寝ても、なかなか疲れがとれない…」
「うまく寝付けないから、夜更かししてしまい、昼間に眠くなってしまう…」
「朝すっきり起きられない…」
「何となくイライラする…」

もしもあなたがこういった悩みを持っているならば、それは快適な睡眠がとれていないからかもしれません。

★1章 どう眠るかで、人生は変わります！

快適な睡眠をとり、心と体のコンディションを整えておかなければ当然、脳もうまく働きません（頭の回転が遅くなってしまいます）。

これでは、**「仕事」**や**「勉強」**で結果を出すことはできません。

睡眠は「健康」「美容」「ダイエット」のみならず、「仕事」や「勉強」などにも、大きな影響を及ぼすのです。

そのように考えると、**人生の約3分の1を費やす「睡眠時間」をどう過ごすかで、人生は大きく変わってしまいます。**

幸せな人生を送るために、快眠は欠かせません。

では、ここで質問です。

快適な睡眠をとるためには、いったいどうしたらいいのでしょうか？

快適な睡眠をとるために、あなたは何をするべきでしょうか？

私は、快眠に必要なのは「睡眠」に対する正しい知識を持つことだと考えています。

アメリカでは「スリープエデュケーション」、つまり、睡眠について学ぶことが盛んです。**睡眠について学ぶことは、いわば常識になっている**のです。

そこで、次章では**「睡眠のメカニズム」**について、できるだけ分かりやすく解説したいと思います。

「睡眠のメカニズム」を知ることで、**快適に眠るために何が必要なのかが見えて**くるはずです。

★1章　どう眠るかで、人生は変わります！

快適な睡眠をとるために、
睡眠に対する正しい知識を持ちましょう！

2章 快眠のために知っておきたい「睡眠のメカニズム」

1 眠くなる時、体にはいったい何が起きているのか？

人間は、基本的に夜になると眠くなります。

では、あなたが眠くなる時、体にはいったいどんな変化が起きているのでしょうか？

そのことを語る上で欠かせないのは **「体温」** です。

まずは「体温」の話から、始めましょう。

31ページの表を見てください。

眠りに入る時に、体温が1℃くらい一気に下がっていることが分かると思います。

★ 2章 快眠のために知っておきたい「睡眠のメカニズム」

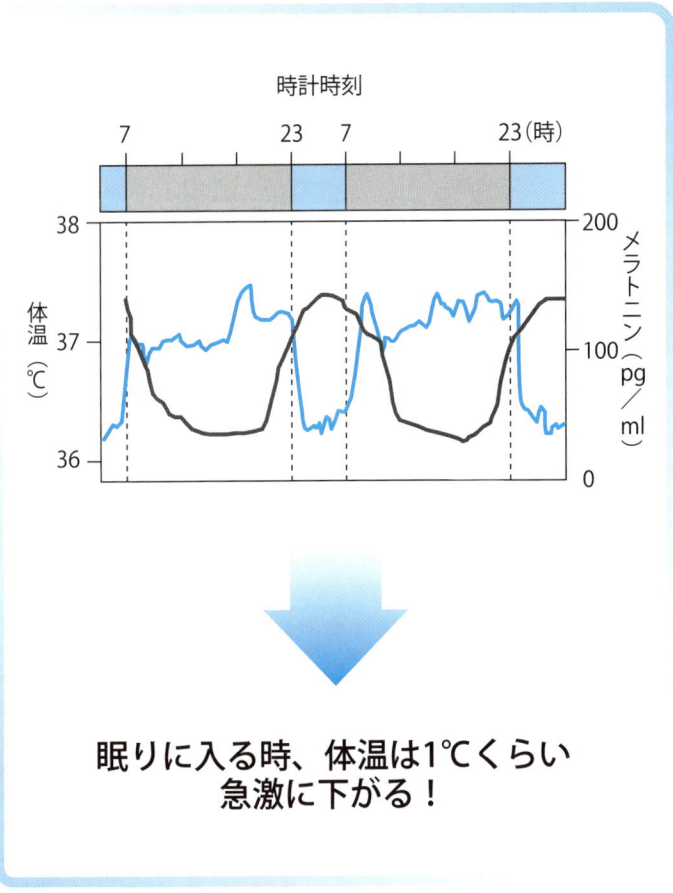

眠りに入る時、体温は1℃くらい
急激に下がる！

実は、人間の体は眠りに入る時、脳からの指令で、体温を一気に下げます。脳から指令が出て、体温が高いところから低いところに急激に落ちると、人間は眠くなるようになっています。

つまり、**体温の落差が大きいと、人間は眠くなる**のです。

さて、ここで質問です。

少し、想像してみてください。

私の体重は今、75キロくらいあります。

例えば、75キロの肉のかたまりを、ただ放置しておいたとしましょう。

はたして深部体温、つまり中身の温度が、急に1℃も簡単に下がるものなのでしょうか？

答えは、NOです。

肉のかたまりの温度は、そんなに簡単には下がりません。

放置しておいても、人間の体が眠りに入る時には、体温が1℃くらい、急激に下がります。

ところが、先ほどのデータで見たとおり、人間の体が眠りに入る時には、体温が1℃くらい、急激に下がります。

ここには、いったいどういう力が働いているのでしょうか？

例えば、肉のかたまりの中に何本かのホースが通っていたとしましょう。この中に冷たい水を流したとしたら、どうでしょうか？肉のかたまりの温度は、急激に下がると思いませんか？

実は、人間の体では、これと同じことが行われています。人間の体で言うと、**ホースの役割をしているのが血管、水の役割をしているのが血液**です。

冷たい血液を流して体温を下げることで、人間の体は眠りに入っていくのです。

ですが、ここで1つ問題があります。

体を循環した血液の温度は当然、高くなります。

温度が高くなった血液をどこかで冷やして循環させなければ、体温を下げることはできません。

どこかで血液を冷やし、体温を下げなければ、眠りに入れないのです。

実はこうした**血液の温度を下げる、ラジエーターのような役割をしているの**が、「手足」です。

夜になった時、あるいは眠る前などに、あなたは手足の温度が高くなっているのを感じたことはありませんか？

手足は、他の体の部分に比べて薄く、外の空気に触れやすい部分です。

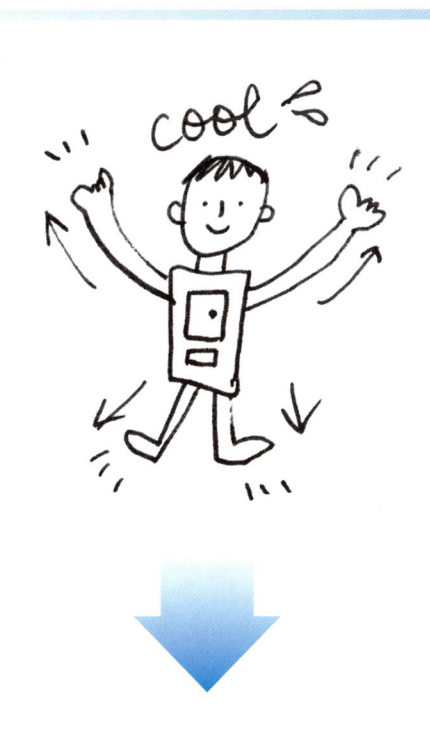

★ 2章　快眠のために知っておきたい「睡眠のメカニズム」

手足で血液の温度を下げている！

手足の末端に血液が流れることで、血液の温度を下げ、その血液を循環させることで、**人間は体温を下げている**のです。

これが、眠る時に体温が下がるしくみです。

実は、このしくみが分かると、快眠にとって大切なことが見えてきます。

つまり、**体温を急激に下げることができれば、速やかに眠ることができる**ということです。

1章でお話ししたとおり、「健康」「美容」に重要な役割を持っている成長ホルモンは、眠り始めの3時間に多く分泌されます。

速やかに眠ることは、快眠もさることながら、こうしたホルモンの分泌にとっても欠かせません。

体温を急激に下げて、**速やかに眠るための具体的な方法**については、3章でお話ししたいと思います。

★ 2章　快眠のために知っておきたい「睡眠のメカニズム」

人間は眠るときに、体温が急激に1℃くらい下がる。
そのために大切な役割を果たしているのが手足！

2 眠くなるホルモンがある！

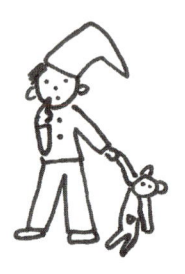

睡眠を語る上で欠かせないのが、メラトニンというホルモンです。実はメラトニンは、**自分で作り出すこともできますし、サプリメントの形で摂取することもできます。**

いずれにしても、メラトニンが頭に働くと、人間は眠くなります。メラトニンは**人を眠らせたり、起こしたりするのに大事なホルモン**です。

39ページの表を見てください。

メラトニンは一般的に21時くらいから出始めて、23時くらいまでにある程度の

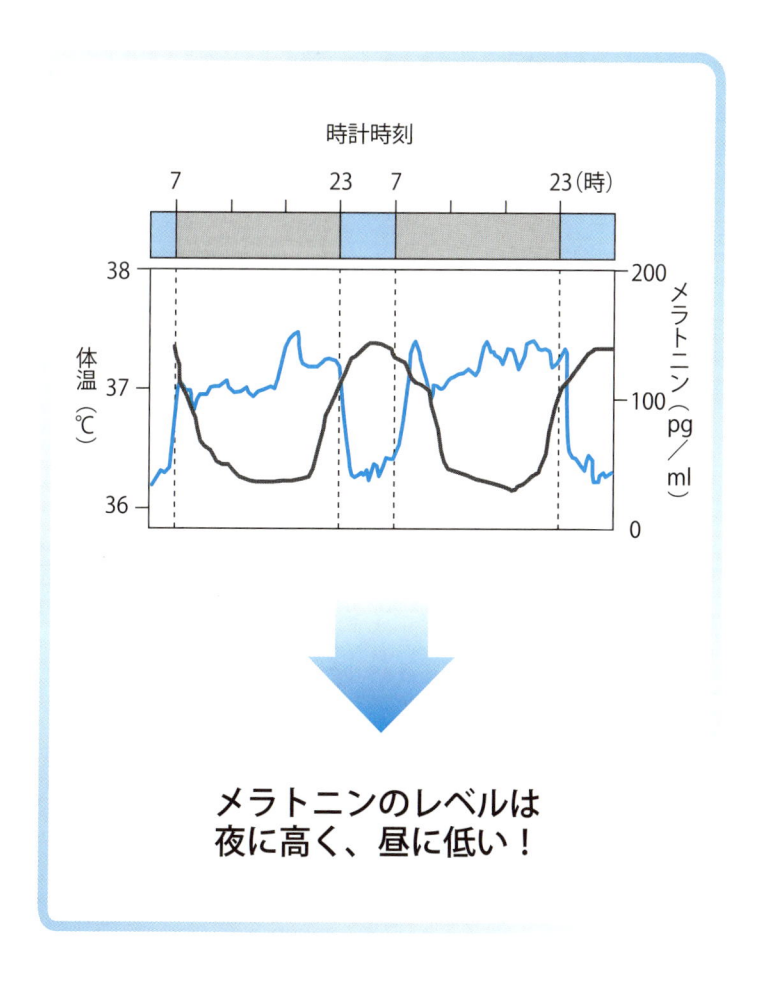

★ 2章 快眠のために知っておきたい「睡眠のメカニズム」

時計時刻

メラトニンのレベルは
夜に高く、昼に低い！

濃度になります。

夜中はメラトニンが高いレベルにあり、朝方になると、メラトニンのレベルが下がってきます。

ここで、何か気づきませんか？

先ほどお話しした体温は、昼に高くて、夜に低くなります。高い体温が急激に下がる時に眠くなり、逆に低い体温が上がってくると、目が覚めます。

メラトニンは逆に、昼間はほとんど出ることはなく、夜になると濃度が上がってきます。

そうです。**メラトニンと体温は逆の動きをしています。**

このようにメラトニンと体温は、相互に影響しあいながら、人間を眠らせたり、起こしたりしているのです。

メラトニンが働くと、人間は眠くなる。
メラトニンはサプリメントで摂取することもできる！

3 なぜ、月曜日の朝はキツイのか？

コルチゾール、メラトニン。

これらのホルモンが決まった時間に出てくるのは、なぜだと思いますか？

体温の上げ下げが夜に行われるのは、いったいどうしてでしょうか？

実は、これらを制御しているのが **「体内時計」** です。

例えば「これから夜になりますよ」という信号を、体内時計が出したとしましょう。

すると、メラトニンが分泌され、眠りの準備を始めます。

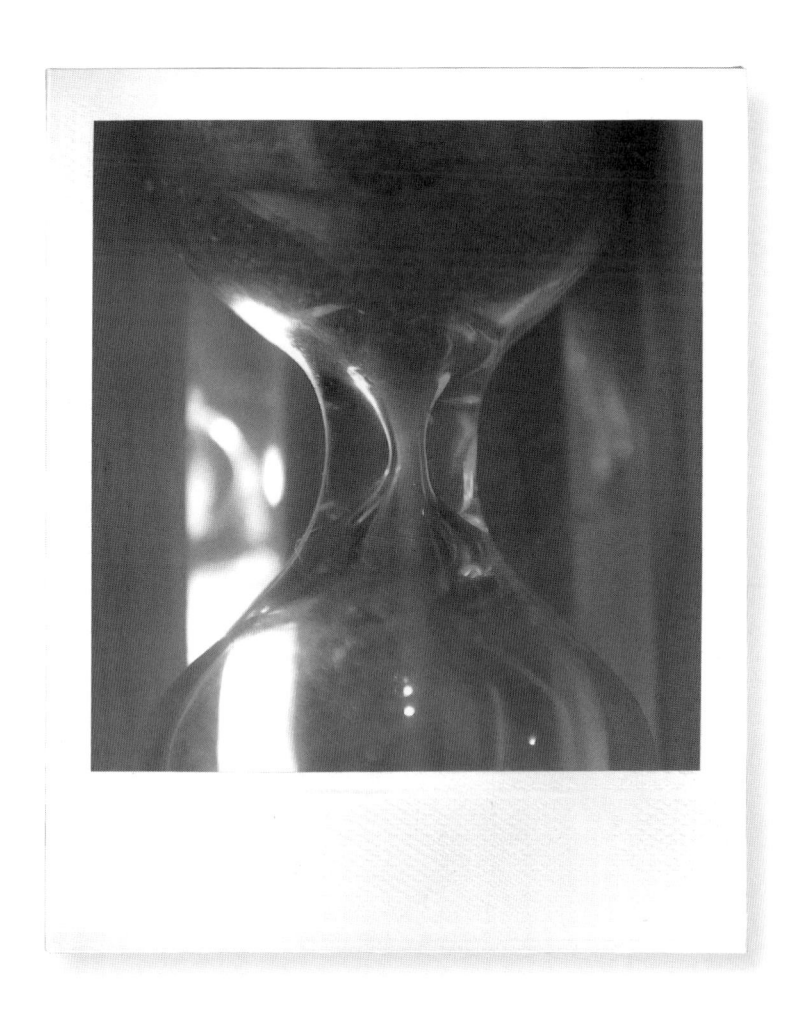

★ 2章　快眠のために知っておきたい「睡眠のメカニズム」

「もうそろそろ、寝る時間ですよ」という信号を送ると、今度は体温が下がってきて、眠くなります。

「これから朝になりますよ」という信号を出すと、コルチゾールの分泌が高まり、脂肪をエネルギーに変えたりします。

このように体内時計が、ホルモンを制御することで、人間は同じような毎日を送ることができるのです。

ここで大切なことは、**実は体内時計は25時間で働いている**ということです。

では、どうして人間は25時間の時計を持って、地球の24時間の生活に対応できるのでしょうか？

実は、その調節をしているのが、「**朝の太陽の光**」です。

朝日を浴びた瞬間に、**人間の体内時計は25時間から24時間に修正されるように**なっているのです。

44

★ 2章　快眠のために知っておきたい「睡眠のメカニズム」

そしてここに、**月曜日の朝がキツイと感じる理由**が隠されています。

例えば金曜日の夜に遅くまで飲んでしまって、夜中の3時、4時に寝たとしましょう。

すると、いつもは7時に起床していても土曜日の午前中は起きられません。当然、朝の太陽の光を浴びられないので、体内時計のリセットができず、7時の起床時刻が1時間ずれて、8時になってしまいます。

「寝だめ」をしようと思って、午後に起きた場合も同様です。**朝日を浴びなければ、体内時計は1時間ずれてしまいます。**

さて、土曜日は午後に起きました。

すると夜になっても、なかなか眠れなくなってしまいます。

そこで寝るのが、また夜中の3時になってしまったとしましょう。

すると日曜日の午前中も、当然起きられません。

午前中に起きることができないと朝日を浴びることもできないため、体内時計の起床時刻がまた1時間遅れて、9時になってしまいます。

そして、月曜日をむかえます。

月曜日は、いつものように7時に起きなければなりません。
ですが、休みの間に体内時計が2時間ずれていますから、感覚としては5時に起きるような感覚になります。

週末に寝過ごしてしまうと、月曜日の起床がつらいのは、実は朝日を浴びなかったことにより、体内時計がずれてしまうからです。

朝日を浴びることによって、体内時計は毎日、修正されているのです。

「朝早起きして、朝日を浴びましょう」という昔からの言い伝えは、最近の研究でも、根拠のあることだと証明されているのです。

ホルモンを制御している「体内時計」は
朝日を浴びることで、
25時間から24時間に調節されている!
毎日、朝日を浴びることが大切!

4 睡眠には2つの種類がある！

睡眠には2つの種類があります。

1つは**夢を見る「レム睡眠」**で、もう1つは**夢をほとんど見ない「ノンレム睡眠」**です。

49ページの表を見てください。

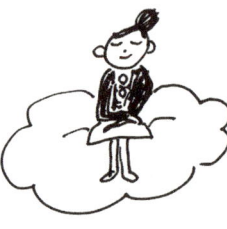

睡眠はこの「レム睡眠」と「ノンレム睡眠」がセットになり、**約90分周期**で4〜6回繰り返されて、目覚めに至ります。

ですから、効率良く眠り、目覚めるには、**90分の倍数で寝るのが効果的**です。

★ 2章　快眠のために知っておきたい「睡眠のメカニズム」

覚醒
REM
睡眠段階 1 2 3 4

深い睡眠

睡眠時間 1 2 3 4 5 6 7

「レム睡眠」と「ノンレム睡眠」が
90分周期で繰り返される！

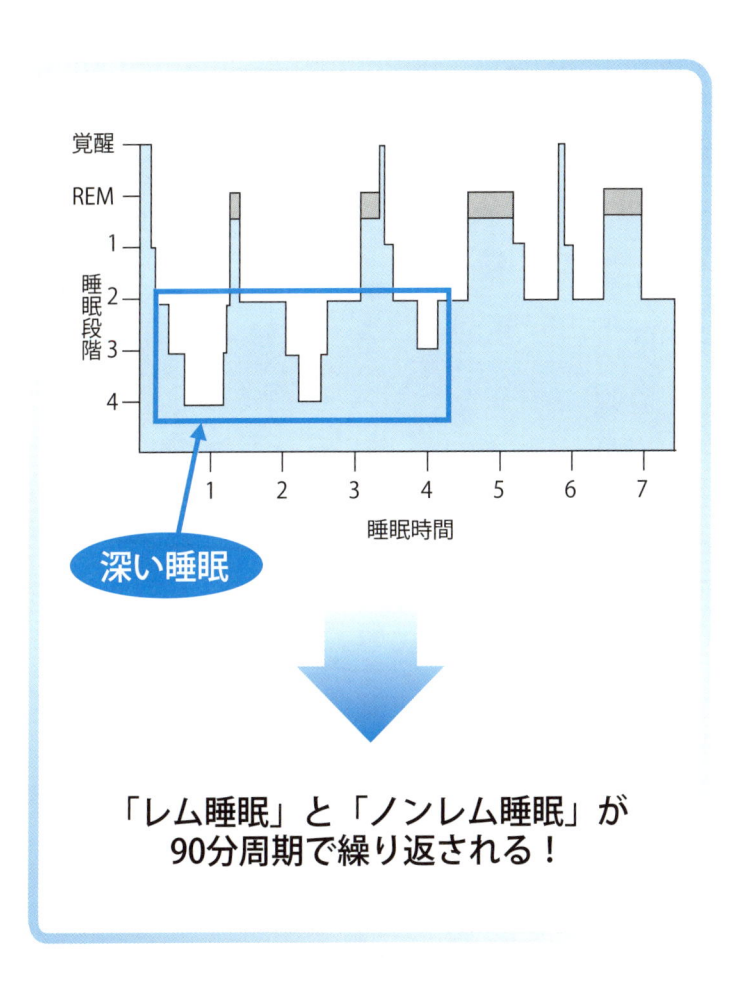

90分が、睡眠の基本単位なのです。

さて、浅い眠りの「レム睡眠」ですが、特徴として、**寝入り（睡眠の前半）に短くて、朝方（睡眠の後半）になると長くなる**という性質があります。

レム睡眠の主な役目は、**心のメンテナンス**です。

うつ病やストレス障害があると、レム睡眠の量が増えたり、睡眠の前半に多く現れたりといった現象が現れます。

レム睡眠の時に、昼間経験したことを記憶に閉じ込めたり、レム睡眠の量を調節することによって、うつ病などを予防したりします。

実は、このレム睡眠も**「体内時計」**によって管理されています。

レム睡眠は朝方になるほど長くなりますが、それは体内時計が「そろそろ朝ですよ」という指令を出すからです。

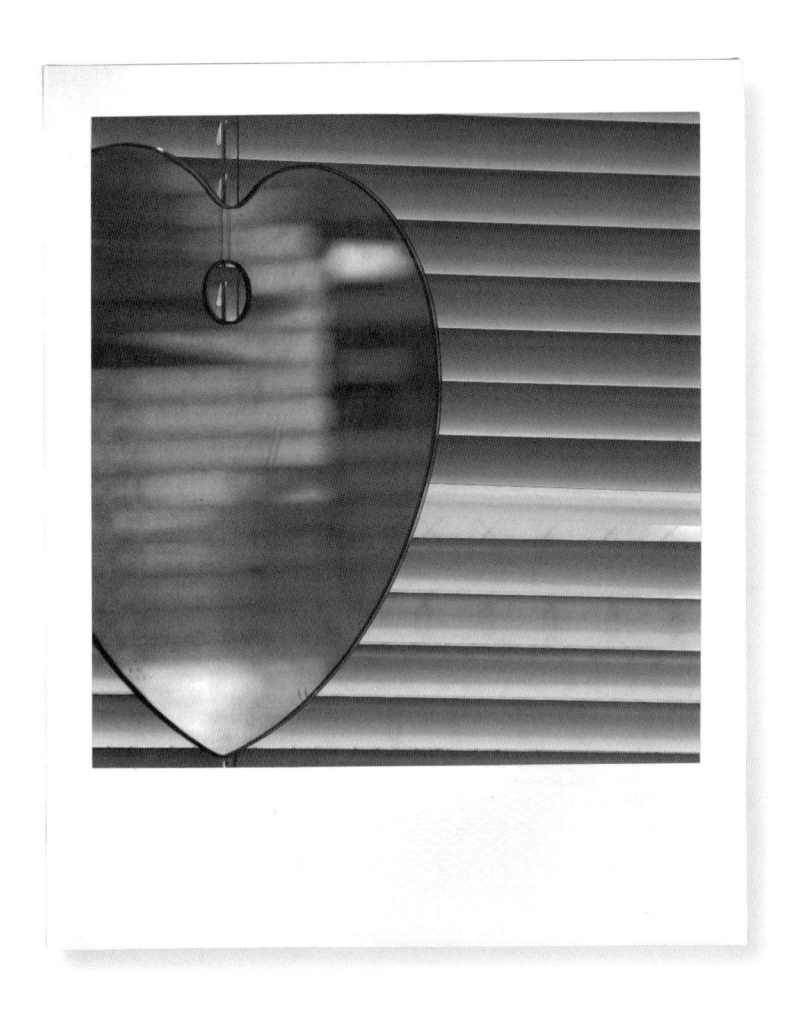

★ 2章 快眠のために知っておきたい「睡眠のメカニズム」

体内時計が指令を出すことによって、レム睡眠がたくさん出るようになるのです。

一方、夢を見ない「ノンレム睡眠」ですが、こちらは段階として、1〜4までの番号がふられています。

この番号が大きければ大きいほど、眠りが深いことを示しています。

深いノンレム睡眠は、実は寝てから3時間の間に多く出ます。

これは「何時から寝た」というのは特に関係なく、寝てから3時間の間です。

これは、ちょうど「健康」「美容」に深く関わっている成長ホルモンの分泌と重なります。

つまり、**成長ホルモンを大量に分泌させて、健康な体や美肌を作るためには、**このノンレム睡眠（深い睡眠）をいかにとるかが大事なのです。

睡眠には「レム睡眠」と「ノンレム睡眠」がある。
1セット90分周期なので、90分の倍数で寝ると効果的！

5 人はいったい何時間眠ればいいの？

人はいったい何時間眠ればいいのか？
いったい何時間が、人間の睡眠の適正時間なのか？
これは、よくされる質問です。

ここに1つ、興味深い実験データがあります。

アメリカのクリプケという学者によると、**6年後に生存している可能性が高い人間は、だいたい6時間半〜7時間半寝ている**そうです。
そして、その傾向は**高齢者になればなるほど、顕著**になります。

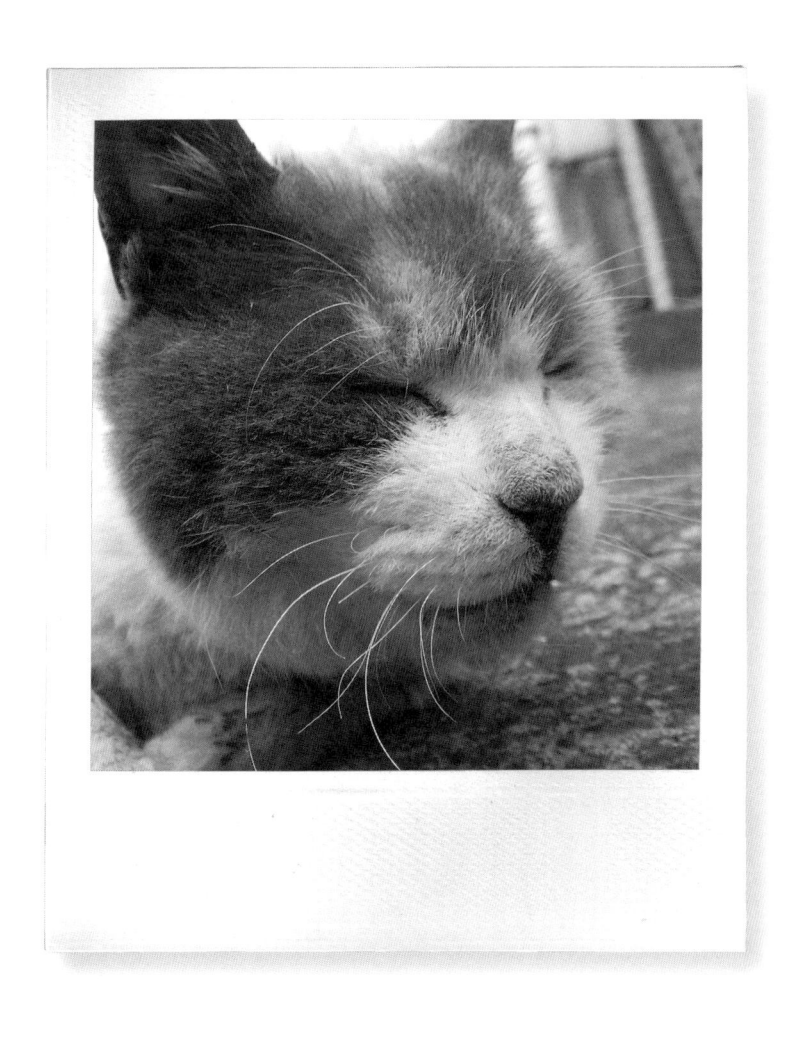

★ 2章　快眠のために知っておきたい「睡眠のメカニズム」

若いうちは体力がありますから、睡眠時間が何時間になろうと、生存率にはあまり影響がありません。

ですから、この実験データは「人間の適切な睡眠時間」を示していると思います。

なぜなら、高齢者の生存率が高いということは、「6時間半〜7時間半の睡眠」が、体に最も負担がかからないということだからです。

私はこのデータから、だいたい中間の7時間くらい眠るのが、睡眠の長さとして最も適切であると考えています。

でも、ここで1つ問題があります。

それは忙しい現代人は、7時間の睡眠を確保するのが難しいということです。

そこで、次の項では、たとえ7時間眠ることができなかったとしても、効果的に睡眠をとる方法をお伝えしたいと思います。

短い時間でも、効果的に睡眠をとる方法があるのです。

56

★ 2章　快眠のために知っておきたい「睡眠のメカニズム」

睡眠の適正時間は7時間！

6 睡眠の「コアタイム」とは?

現代は忙しい人が多いので、7時間の睡眠時間を確保するのは難しいでしょう。

例えば、あなたが6時間しか眠る時間を確保できないとします。

一般的にあまり知られていませんが、**0時～6時まで6時間眠るのと、3時～9時まで6時間眠るのとでは、睡眠の質が大きく変わります。**

この両者には、実は大きな差が出るのです。

例えば3時～9時まで、6時間の睡眠をとったとしましょう。

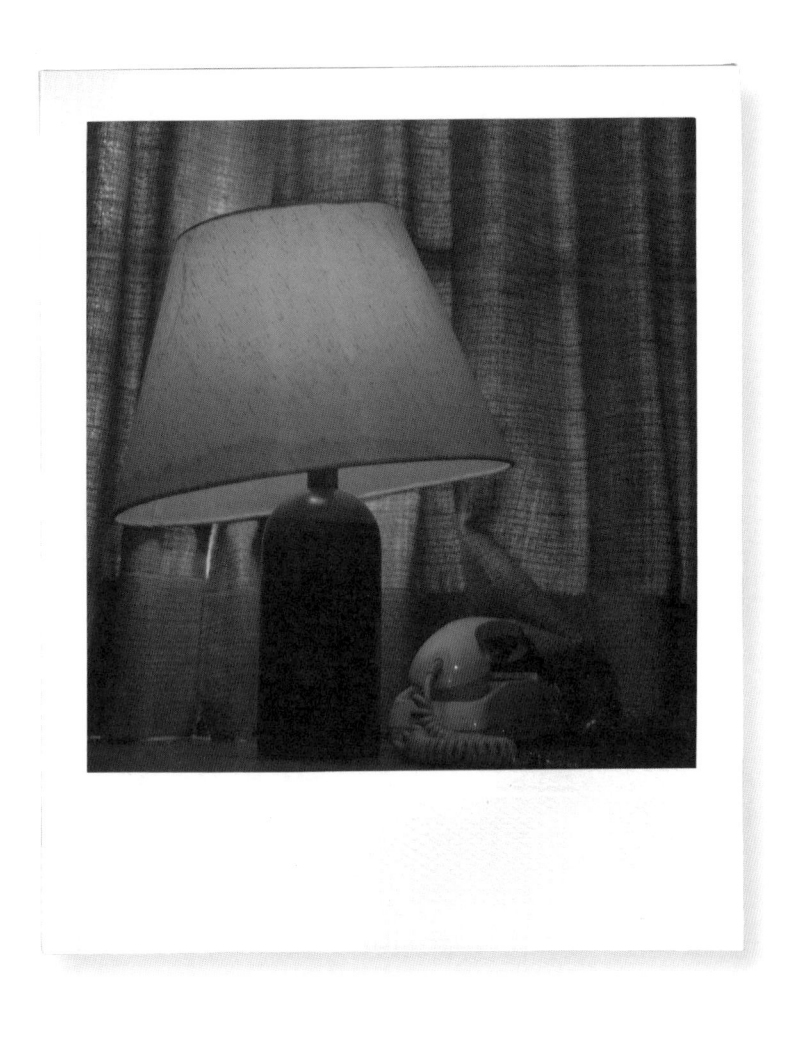

★ 2章　快眠のために知っておきたい「睡眠のメカニズム」

先ほどお話ししたように、レム睡眠（夢を見る睡眠）は体内時計によって支配されているので、3時〜6時、つまり朝方に向けてたくさん出るようになっています。

一方、もしも3時に寝たとすると、寝てから3時間の間に深いノンレム睡眠が出てきます。

つまり、この場合、3時〜6時の間に、深い睡眠も出てきてしまいます。

もうお気づきになったと思いますが、**3時に寝たとすると、本来は競合関係にある夢を見るレム睡眠と深いノンレム睡眠が同時に出ようとするため、両方が不完全になります。**

心のメンテナンスを行うレム睡眠、体のメンテナンスを行う深いノンレム睡眠が互いに不完全になり、睡眠の質が悪くなることで、**心身のバランスを崩すことにつながる**のです。

よく、「最低でも6時間は睡眠時間を確保しなさい」と言います。

たしかに6時間の睡眠時間を確保することは大切です。ですが、**長さだけでなく、実は何時から何時まで寝るかということが、非常に大事なのです。**

睡眠には「コアタイム」というものがあります。これは**「この時間に寝ているのが効果的」**という時間で、さまざまなデータを見ると、それは**0時～6時まで**です。

あなたの睡眠は、今日から、このコアタイムに設定するようにして下さい。

あなたが7時間の睡眠時間を確保できるとしましょう。その場合は、例えば23時30分～6時30分の間に眠るといったように、このコアタイムにかぶるように睡眠時間を設定します。

出勤が少し遅めの人ならば、0時～7時でもいいでしょう。逆に出勤が早い人は、23時～6時に睡眠時間を設定します。

この設定は、個人の事情によって変えて下さい。

では、あなたが忙しくて、4時間30分しか睡眠時間をとれないとしたら、どうでしょうか？

先ほどお話ししたように、睡眠の基本単位は90分になります。

ですから、4時間30分しか眠れないとしたら、0時～6時のコアタイムに合わせて、例えば、0時30分に寝て、5時に起きるようにします。

ポイントは**0時～6時のコアタイムと90分の倍数を意識して、睡眠を組み立てること**。そして、**できるだけ睡眠の開始時間を0時からずらさないこと、終了時間を6時からずらさないこと**です。

睡眠時間の適正時間である「7時間」から外れれば外れるほど、体には良くありません。

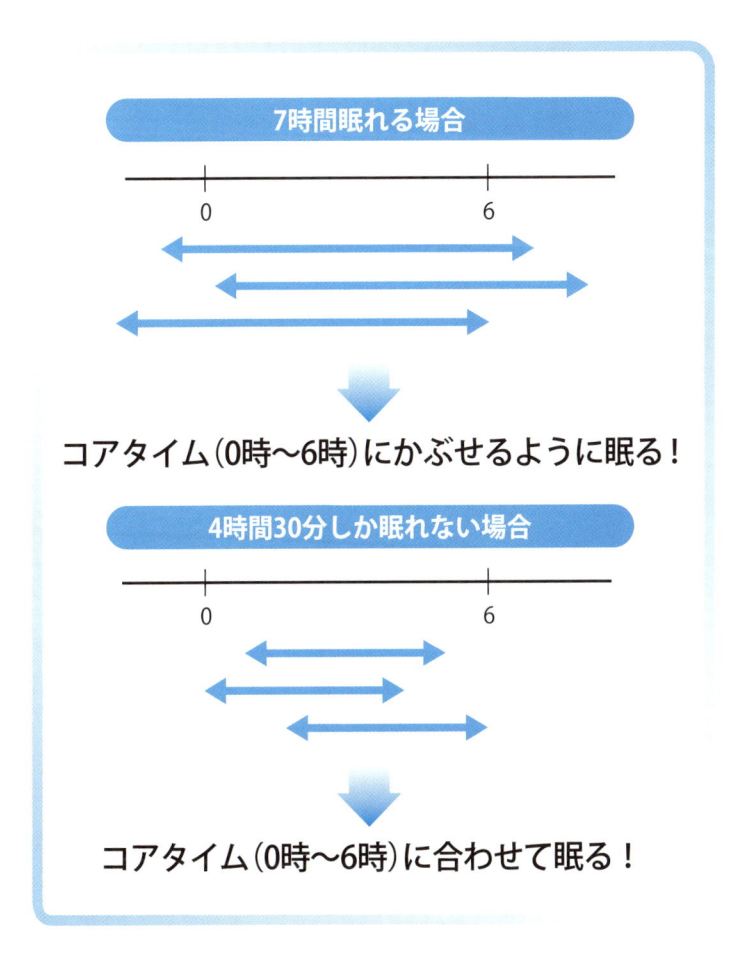

★ 2章　快眠のために知っておきたい「睡眠のメカニズム」

7時間眠れる場合

0　　　　　6

↓

コアタイム（0時〜6時）にかぶせるように眠る！

4時間30分しか眠れない場合

0　　　　　6

↓

コアタイム（0時〜6時）に合わせて眠る！

ですが、現代社会で7時間の睡眠をとれる人はなかなかいないと思います。短い時間でも効率的に眠ることができるよう、コアタイムと90分の倍数を意識して、睡眠を組み立ててみてください。

さらに、睡眠時間の短い人にとって、もう1つ大事なことをお伝えします。

それは、**決まった時間に寝る、もしくは決まった時間に起きるようにすること**です。

そうすることで、先ほどから説明している成長ホルモン、コルチゾール、メラトニンといったホルモンの分泌や、体温の調節が、**決まった時間に合うように調節される**ようになります。

睡眠時間が短いのは仕方のないことですが、**せめて規則正しい時間を守るよう**にしましょう。あなたの睡眠の質は、今よりもグッと良くなるはずです。

64

睡眠のコアタイム（0時〜6時）を意識して、規則正しい睡眠を組み立てましょう！

7 「年をとるほど、眠れなくなる」は本当！

実は、睡眠というのは年齢で変わります。

67ページの表を見てください。

子供の睡眠と大人の睡眠を比較してみると、決定的に違うのは「深いノンレム睡眠」です。

高齢になればなるほど、深い睡眠が出なくなり、逆に覚醒している時間が長くなっているのが分かると思います。

また、これとは別に、何歳で何時間眠れるのかを調べた実験があります。

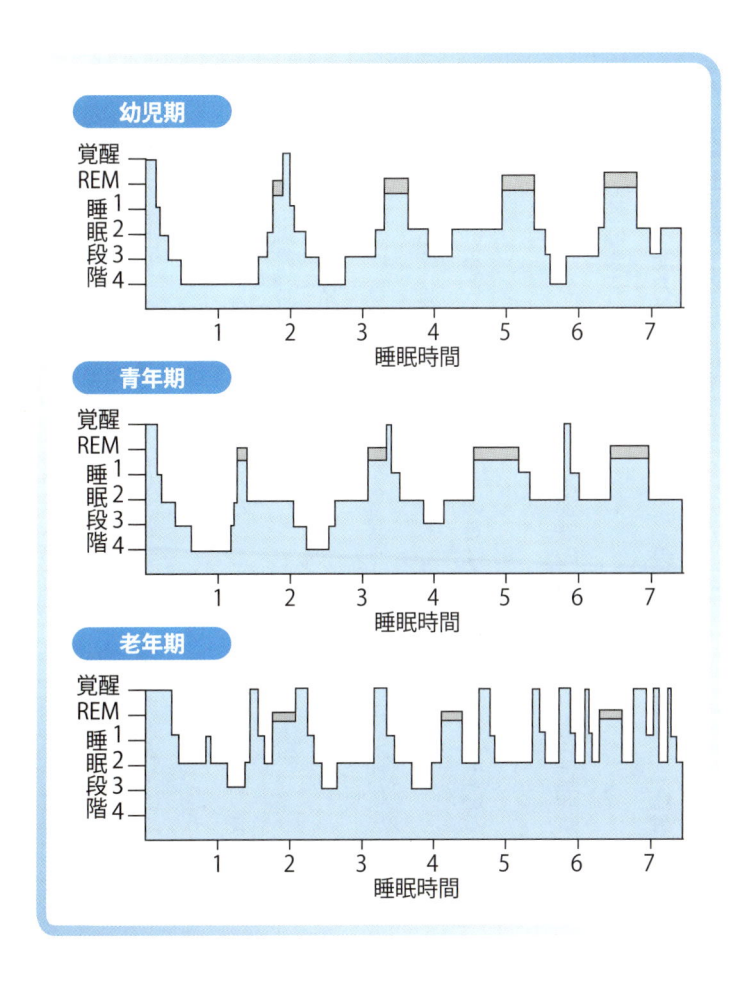

★ 2章　快眠のために知っておきたい「睡眠のメカニズム」

幼児期

青年期

老年期

この実験では、2歳で12時間、20歳では8時間眠れるのに対し、70歳になると6時間しか眠れなくなるという結果が出ました。

年を重ねるごとに、眠れなくなるというのは、データからも明らかなのです。

私が言いたいのは、年をとるほど眠れなくなるということではありません。

若い時は睡眠力があります。

ですから、あまり睡眠のことを考える必要はないかもしれませんが、先ほどデータで見たように、年を重ねるごとに眠れなくなります。

自然に任せていると、そのうち、眠りの質はどんどん悪くなっていくのです。

私は、若いうちから、しっかりとした睡眠の知識を持ち、自ら管理することが大切だと思っています。

睡眠を管理する能力がなければ、「健康」「美容」「ダイエット」「仕事」「勉強」など、人生を管理することはできないのです。

若いうちから、睡眠を管理する意識を持つことが大切！

8 あなたは「不眠症」になっていませんか?

2000年に発表された調査で、**不眠症は4、5人に1人の割合でいる**というデータが出ました。

つまり日本全体で、不眠症の人が2000万人〜2500万人いるのです。

ここでは、不眠症のメカニズムについて、簡単にお話ししましょう。

不眠症が増えている大きな原因は、主に3つです。

それは**「ストレス」「不規則な生活」**、そして**「嗜好品」**です。

「ストレス」についてですが、2001年と2006年の社会生活基本調査を比

★ 2章　快眠のために知っておきたい「睡眠のメカニズム」

較すると、男性、女性ともに、仕事の時間が明らかに延長しています。

私は、このことがストレスに影響しているのではないかと考えています。

人間はストレスがかかると、大脳皮質の神経細胞に負担がかかります。

ところが、**ストレスを取り除くことができれば、神経細胞の負担がなくなり、人間の脳は一転して、快楽を感じるようになります。**

例えば、試験があるとしましょう。

たしかに試験の日までは「勉強しなければならない」「いい点数をとらなければならない」というプレッシャーがかかり、ストレスを感じます。ですが、試験は一生続くわけではありません。

試験が終われば、そのプレッシャーはなくなります。

たまたま、テストで思いがけず良い点をとったとしましょう。その時は、脳は一転して快楽を感じるのです。

71

ですが、試験のように期限があるストレスならまだしも、例えば、仕事や人間関係、将来の不安など、**すぐに取り除くことのできないストレス**を抱えていたとしたら、どうでしょうか？

こうした場合は、**ストレスがかかり続け、脳が疲れてしまいます。**

すると、自律神経を乱したり、睡眠障害が出たりします。

これが**不眠症になるメカニズム**です。

自律神経は、自分でコントロールできない神経です。

例えば、心臓の筋肉などは、自分で早く動かそうと思っても、動きません。

自律神経は脳が制御していますが、脳が疲れて、自律神経をうまくコントロールできないようになると、動悸、息切れなどの症状が現れるようになります。

これが目にくると、かすみ目になりますし、腸にくると下痢になったりします。

郵便はがき

料金受取人払郵便

牛込支店承認

6371

差出有効期限
平成24年5月
31日まで

162-8790

東京都新宿区揚場町2-18
白宝ビル5F

フォレスト出版株式会社
愛読者カード係

|||||||||||||||||||||||||||||||||||||||||||||||||||

フリガナ お名前	年齢　　　歳 性別 (男・女)
ご住所 〒	
☎　　　(　　　)　　　FAX　　(　　　)	
ご職業	役職
ご勤務先または学校名	
Eメールアドレス	
メールによる新刊案内をお送り致します。ご希望されない場合は空欄のままで結構です。	

フォレスト出版の情報はhttp://www.forestpub.co.jpまで!

フォレスト出版　愛読者カード

ご購読ありがとうございます。今後の出版物の資料とさせていただきますので、下記の設問にお答えください。ご協力をお願い申し上げます。

●ご購入図書名　　　「　　　　　　　　　　　　　　　　　　　」

●お買い上げ書店名「　　　　　　　　　　　　　　」書店

●お買い求めの動機は？
　1. 著者が好きだから　　　　2. タイトルが気に入って
　3. 装丁がよかったから　　　4. 人にすすめられて
　5. 新聞・雑誌の広告で（掲載紙誌名　　　　　　　　　　　　）
　6. その他（　　　　　　　　　　　　　　　　　　　　　　　）

●ご購読されている新聞・雑誌は？
（　　　　　　　　　　　　　　　　　　　　　　　　　　　　）

●お読みになりたい著者、テーマ等を具体的にお聞かせください。
（　　　　　　　　　　　　　　　　　　　　　　　　　　　　）

●本書についてのご意見・ご感想をお聞かせください。

●ご意見・ご感想を当社ホームページに掲載させていただいてもよろしいでしょうか？

　　□YES　　　　□NO　　　　□匿名であればYES

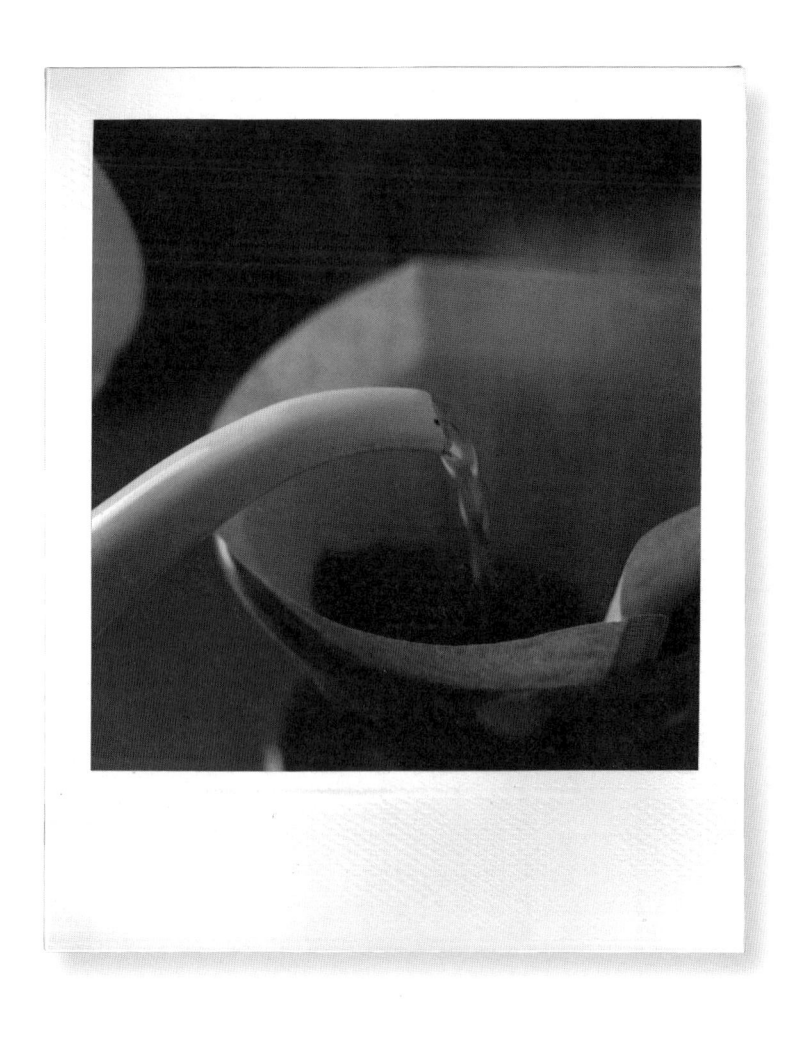

★ 2章　快眠のために知っておきたい「睡眠のメカニズム」

こうしたストレスによって引き起こされる症状を、**「自律神経失調症」**と言いますが、これが睡眠にくると、不眠症になってしまうのです。

なぜなら、人間にはけっしてそうではありません。
では、ストレスがかかると、みんながみんな自律神経失調症になり、睡眠障害になってしまうのかといえば、けっしてそうではありません。

なぜなら、人間には**「ストレスに打ち勝つシステム」**があるからです。

世の中にはストレスに強い人とそうでない人がいますが、両者の違いはいったい何なのでしょうか？

ストレスに強い人を調べてみると、人間は**「セロトニン」「ノルアドレナリン」**というホルモンを持っていて、これらが脳の神経細胞に働くと、ストレスに強くなることが分かっています。

実は「SSRI」「SNRI」という薬を飲むと、精神的な修行をせずに、セ

★ 2章　快眠のために知っておきたい「睡眠のメカニズム」

ロトニン、ノルアドレナリンの濃度を増やすことができます。

ですが人によっては、セロトニンの量を増やすと食欲がなくなったり、ノルアドレナリンの量を増やすと血圧が上がってしまう人もいるため、注意が必要です。

ストレスをなくすにはその原因を根絶させてしまうのが一番ですが、仕事、人間関係、恋愛、将来の悩みなど、すぐに解決できないものも数多くあります。

その場合は、**ストレスを減らす方法**を考えるしかありません。

趣味に没頭するのもいいですし、アロマテラピーなどでリラックスするのもいいでしょう。

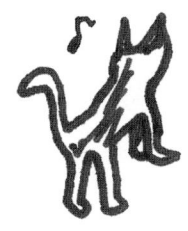

自分なりのストレス対処法を持つことが大切です。

ストレスが不眠症の大きな原因の1つになっている。
自分なりのストレス対処法を持つことが大切！

3章 心地よく、幸せに眠る方法

1★ 快適に眠るための「環境の作り方」

ここからは、2章でお話ししたことをふまえた上で、心地よく眠るための具体的な方法を紹介していきます。

30ページの復習になりますが、人間は眠る時に、体温が急激に1℃くらい下がります。

どうやって体温を下げるのかというと、手足の末端に血液を流すことで、血液の温度を下げます。

そして、温度の下がった血液を循環させることで、体温を下げます。

こうして**体温の落差がおきると、人は眠くなる**のです。

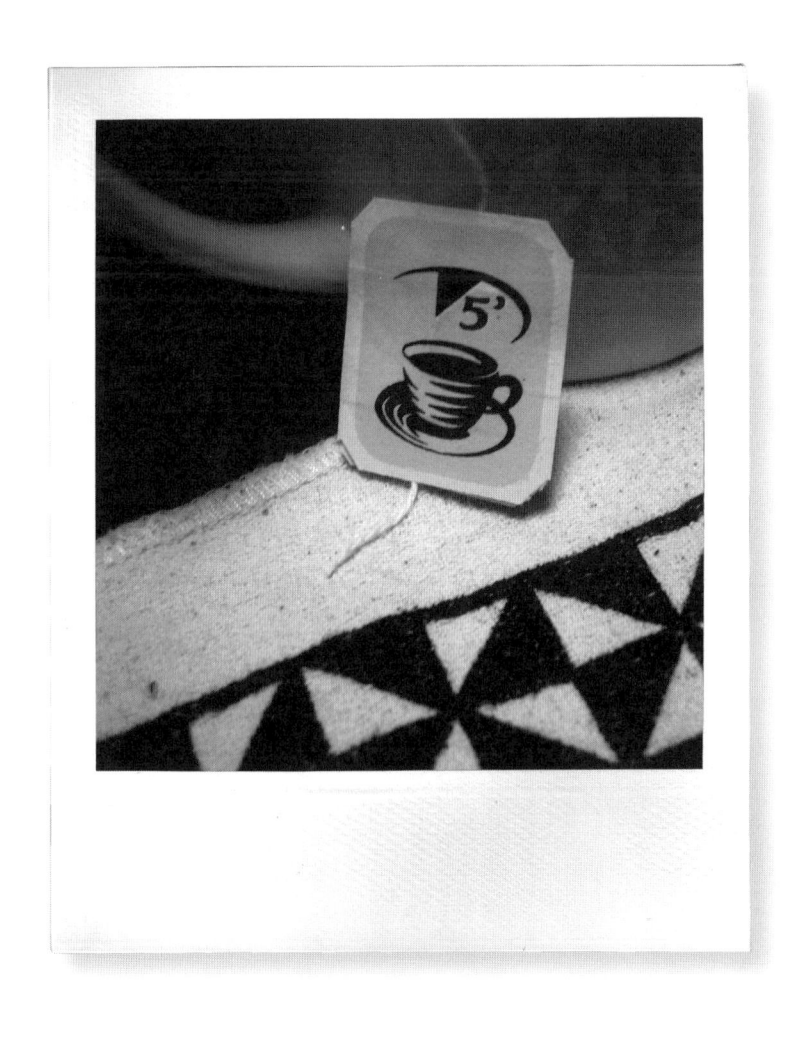

★ 3章　心地よく、幸せに眠る方法

快眠のために、この事実を応用しましょう。

体に冷たい血液が効果的に流れ、速やかに眠ることができるように、**手足を冷やしてあげればいいのです。**

ですが、ここでポイントがあります。

それは、**「手足を冷やしすぎない」**ことです。

なぜなら、手足の温度を必要以上に下げて、体内を循環する血液の温度を下げすぎると、体が敏感に反応して、逆に体温を上げようとして働き出します。

「これ以上、熱を出してはいけない」という指令を出すのです。

本来は眠るために体温を下げなければならないところを、逆に体温を上げる方向に体が働いてしまいます。

すると、眠れなくなってしまいます。

郵便はがき

料金受取人払郵便

日本橋支店
承認

4726

差出有効期限
平成24年2月29日まで

１０３-８７９０

７４０

郵便事業株式会社　日本橋支店
私書箱第214号

フォレスト出版株式会社
シークレット・ブック事務局

シークレット・ブック請求

以下、すべての項目をご記入の上、郵便またはFAXにてお申し込みください。

フリガナ お名前	性別 ☐ 男性 ☐ 女性

〒 ☐☐☐-☐☐☐☐
住所

電話番号

FAX番号

E-mail   @

生年月日   年   月   日生まれ （年齢   歳）

ご自身のブログをお持ちですか？　　　　　　　☐ はい

職業　☐ 1.個人事業主　☐ 2.経営者　☐ 3.会社員　☐ 4.教師・公務員
　　　☐ 5.コンサルタント・士業　☐ 6.学生　☐ 7.無職
　　　☐ 8.その他

3150

『THE SECRET BOOK』を無料でプレゼントさせていただきます。「人生」「夢」「お金」「人間関係」…など、人生を変える秘密を知りたくありませんか？

『THE SECRET BOOK』目次

1. 悶々としている気分から
   一歩踏み出そう！

   石井裕之

2. 脳科学でわかった！
   もっとも効率的な勉強法

   苫米地英人

3. 経営者としての
   深い悩みを解決する方法

   中山和義

4. 今日はこれからの人生の
   バースデー

   箱田忠昭

5. 一流の人から教えてもらう！

   本田健

無料プレゼント！

読者限定！
超豪華ベストセラー著者による
『THE SECRET BOOK』を
無料でプレゼント！

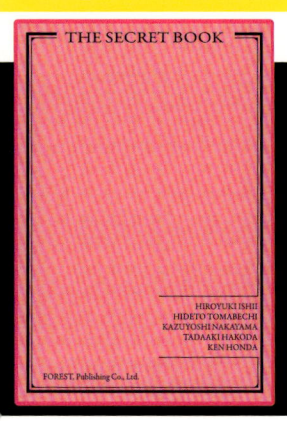

豪華ベストセラー著者陣

石井裕之

苫米地英人

中山和義

箱田忠昭

本田健

詳しい内容は裏へ

申し込みは今すぐ！
（在庫がなくなり次第終了することがあります。）

インターネット・FAX・ハガキで！
URL http://www.forestpub.co.jp/secret/
FAX 03-3522-3088

実は、手足を冷やすのには、適温があります。

それは**体温より少し低めの、33℃くらい**です。

そのためには、**布団内の温度を、だいたい27℃〜29℃くらいに設定するのがベスト**です。

快適に眠るために、**布団内の温度を33℃くらいに保ちましょう**。

この室温を保つために、エアコンはつけたままにしてもかまいません（ただし、人によってはエアコンで体調を崩してしまう方もいるため、最終的な判断はご自分でなさるようお願いします）。

エアコンをかける時にもう1つ大事なのは、**部屋をドライにする**ことです。

実は、**湿度管理は快眠に欠かせません**。

「湿気が高いと寝苦しくなる」というメカニズムを簡単に説明しましょう。

27〜29℃

keep DRY

⬇

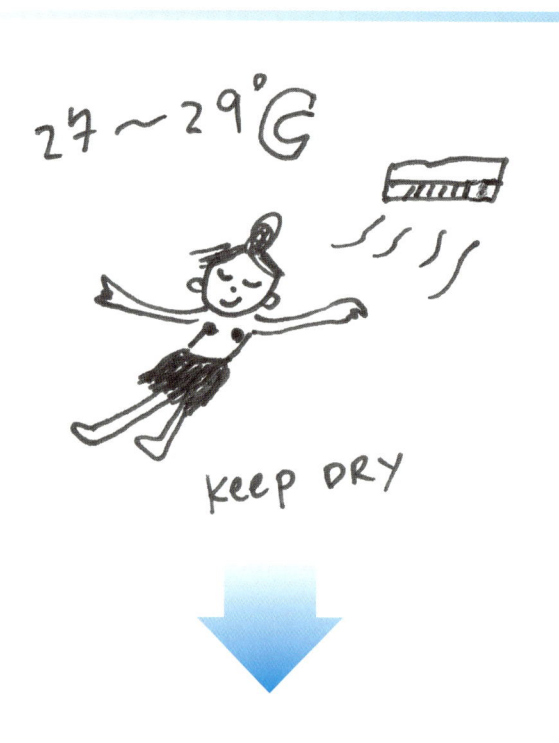

手足を冷やすために、布団内の温度を33℃くらいに保つ。湿度管理も大切！

★ 3章　心地よく、幸せに眠る方法

眠るために、手足に熱い血液が流れ込むと、皮膚に汗をかきます。気化熱といって、汗が水蒸気になることで皮膚の体温を奪い、体の温度を下げます。

ですが、湿気が多いと、汗が水蒸気にならないのです。夏場やジメジメした湿気の多い季節に眠りづらいのは、このためです。

湿気が多いと、皮膚の汗がいつまでたっても乾かないため、手足の温度が下がらず、効率的に体温を下げることができなくなってしまうのです。

ですから、部屋をドライに保つことは、快眠に欠かせません。

最近のエアコンは、温度管理とともに、湿度も管理できるようになっています。室内の温度だけでなく、湿度にも気を配り、快眠のための環境を整えるようにして下さい。

夏の快眠のために、室内の温度は27℃〜29℃くらいに保ち、湿気のない状態にしましょう！

★ 3章　心地よく、幸せに眠る方法

2 快適に眠るための「脳の騙し方」

人間は、体温の落差が大きい時に眠くなります。

ですから、心地よく眠りたいのであれば、**人為的に体温を上げて、脳を騙してあげることが大切**です。

どういうことか説明しましょう。

例えば、あなたが風邪を引いたとします。

風邪を引いて体温が上がると、脳は体温を下げようとしてスイッチが入ります。

快適に眠るために、このことを応用するのです。

TRICK

人為的に体温を上げてあげれば、脳は体温を下げようとします。

体温が高いところから低いところに下がれば、人間は眠くなります。

では、どうやって体温を高くするのかというと、そのために効果的なのは、**就寝前の「入浴」や「軽い運動」**です。

入浴をしたり、軽い運動をしたりすることで体温を上げ、脳が体温を下げるスイッチを入れるように促すのです。

まず、入浴ですが、**温度は38℃〜40℃くらいがおすすめ**です。

これ以上熱くすると、逆に目が冴えてしまいます。

10分〜20分ほどお湯につかることで、体を徐々に温めると良いでしょう。

入浴のタイミングですが、これは**就寝の1時間前くらいがベスト**です。

42℃の熱い風呂に入りたい場合には、眠る2〜3時間前に入浴し、その後、夕涼みをして眠ることがコツです。

★ 3章　心地よく、幸せに眠る方法

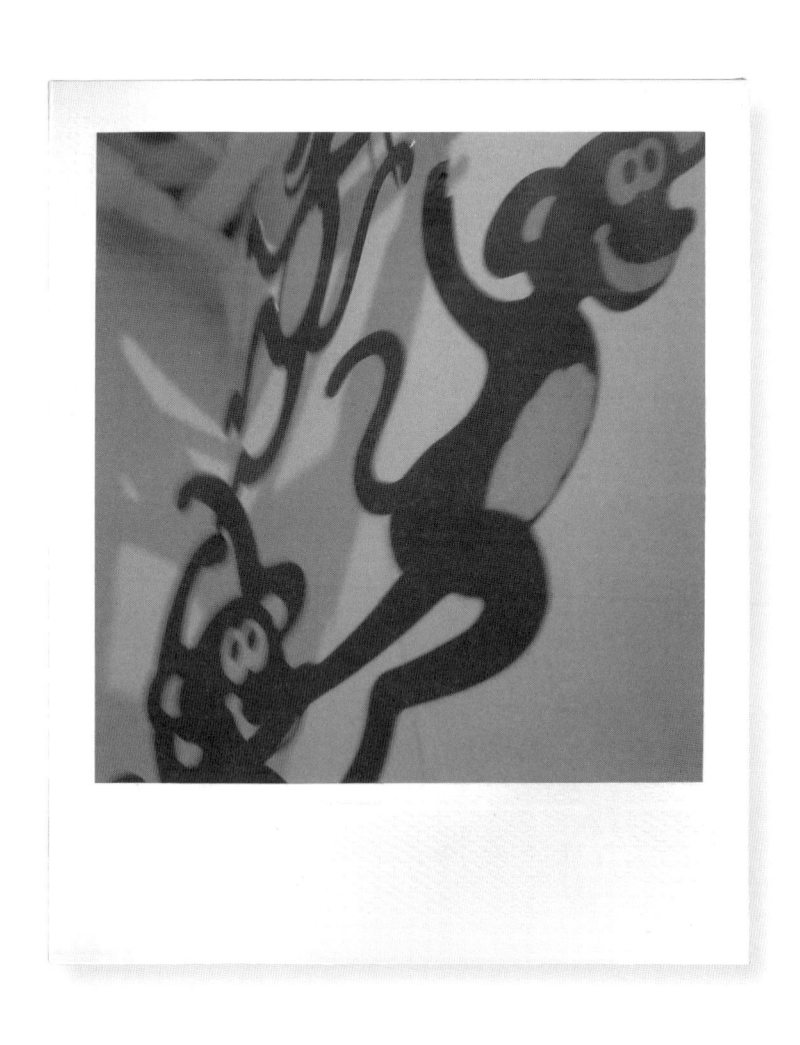

次に運動ですが、くれぐれも激しい運動はしないで下さい。かえって逆効果になります。

ウォーキングなどの軽い運動を、就寝の2、3時間前にすると良いでしょう。運動をすると血行が良くなり、一時的に体温が上昇しますが、2、3時間後に放熱が行われ、逆に体温が下がります。

そして、眠くなるのです。

入浴後の軽い体操も効果的なのですが、その方法については、次の項で解説します。

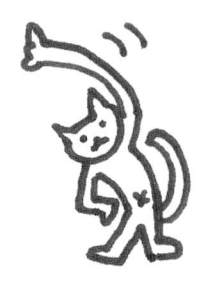

脳を騙(だま)して快眠をするためには、
入浴や軽い運動が効果的！

3 ★ 1日5分でできる 「快眠体操」

30ページの復習ですが、人は眠る時に体温を下げるため、手足に血液を流します。このことを応用しましょう。

手首、足首を伸ばしてストレッチすることで、手足に血液が流れ込みやすい環境を作ってあげるのです。

そのために、91ページにある **「快眠体操」** をご紹介します。

筋肉を緊張させてから脱力することで、筋肉のコリとともに、気持ちのコリもほぐしてくれます。

1日5分でかまいませんので、**入浴後や就寝前**などに実践してみて下さい。

★ 3章　心地よく、幸せに眠る方法

快眠体操

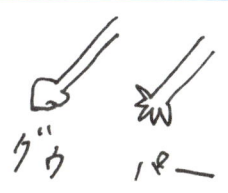

手

グゥ　パー

両手をひざの上におき、10秒間固く握ります。
その後、手を開いて10秒間脱力します。

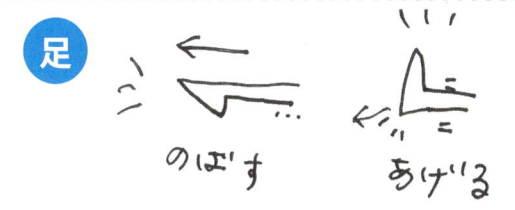

足

のばす　あげる

①つま先を伸ばして、すねを10秒間緊張させその後、足を下ろして10秒間脱力します。

②つま先を上げて、ふくらはぎを10秒間緊張させその後、足を下ろして10秒間脱力します。

これを5分ほど繰り返しましょう！

快眠体操で、手足に血液が流れやすくなるようにしてあげましょう！

★ 3章　心地よく、幸せに眠る方法

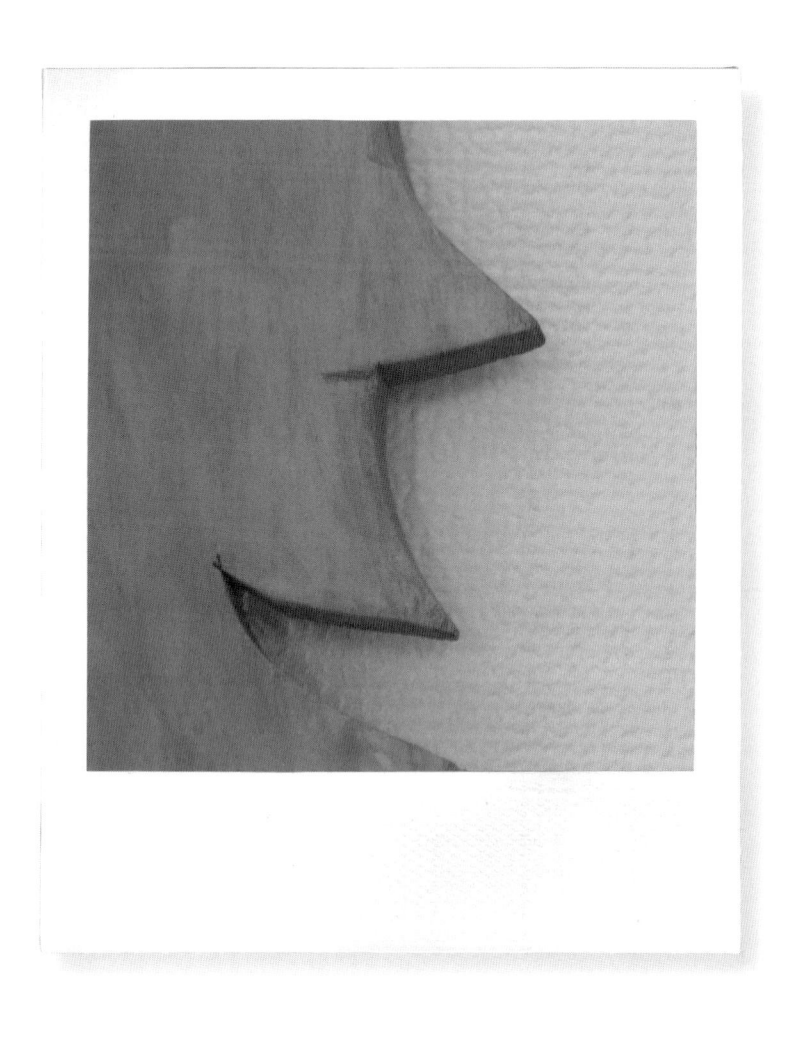

4 質の良い睡眠を得るアミノ酸がある！

先ほどもお話ししたとおり、手足に流れる血流量を増やすことが、快眠に欠かせません。

最近の研究では、**「グリシン」というアミノ酸が脳に働きかけて、手足の血流量を増やすこと**が分かってきました。

また精製されたグリシンをとると、**体温が下がりやすくなり、深い眠りが早く現れ、途中で目覚めにくい**ことも分かってきています。

グリシンは深い眠りを促進しますが、最終的には体のコラーゲンになってしまうため、副作用の報告もありません。質の良い睡眠を得るアミノ酸として、すでに市販もされています。今後、注目です。

★3章　心地よく、幸せに眠る方法

質の良い睡眠を得るアミノ酸として「グリシン」が注目されている!

商品例

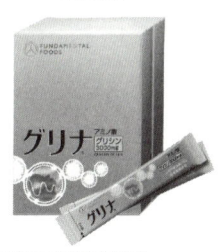

「グリナ」のお問い合わせは、
味の素KK健康基盤食品お客様係まで。
＜TEL＞ 0120 − 324 − 324

5 快眠に効果的な食べ物とは？

ここで、快眠に有効な食べ物を2つ、ご紹介しましょう。
まず、1つ目です。

何度もお話ししましたが、体温を上げて、下げるのが、快眠には必要です。
そこで、夕食にオススメしたいのが、**キムチ**です。
キムチの中には**カプサイシン**という物質が入っていて、これは体温を一気に上げます。

カプサイシンには、**上げた体温を一気に下げる効果**もあります。
体温を一気に上げることで、脳のセンサーが作動して、体温を下げようとする

のです。

この体温の落差が、眠気を誘います。

ちなみにカプサイシンは、唐辛子にも入っていますので、例えば味噌汁、うどんなどに唐辛子を入れて食べるのも、眠りを誘うためには効果的です。ぜひ、試してみて下さい。

次に2つ目です。

38ページでメラトニンの話をしましたが、メラトニンは自分で作り出しても、サプリメントの形で摂取しても、脳に働くと眠くなります。

このメラトニンを大量に含む食材が**「ナイトミルク」**と言われる、牛がリラックスしている夜にしぼった牛乳です。

ナイトミルクを摂取すれば、メラトニンが働いて眠くなるので、よく眠れない場合は、試してみてもいいかもしれません。

快眠に効果的なのは、「キムチ」と「ナイトミルク」！

6 昼寝は、何分が効果的？

結論から言うと、昼寝は**15分が効果的**です。

実験で、15分間、目をつぶって楽にしているのと、寝てしまうのとで、その後の疲労感や眠気などをチェックしました。

すると、思い切って寝てしまった方が、その後の疲労感が軽減し、眠気がなくなることが明らかになりました。

人間は15分以上安定して眠っていると、その後に、深い睡眠に入っていきます。

深い睡眠に入ってしまうと、なかなか起きられなくなってしまいますし、起きた後に脳の機能が復活するまでに時間がかかってしまいます。

ですから、**昼寝をするならば浅い睡眠のうちに起きるべきで、その転換点が15分**なのです。

眠くてどうしようもない時は、15分を目安に思い切って寝てしまいましょう。疲労感が解消され、かなりスッキリするはずです。

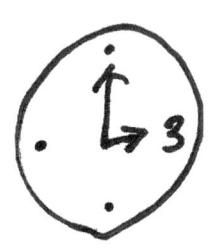

昼寝は15分が目安！

7 快眠へいざなう音楽（付属CDについて）

実は、**音楽は本来、眠りを邪魔する**ものです。

ですが現代社会では、**音楽は快眠に欠かせない**ものになっています。

なぜかというと、それは、私たちの**住んでいる環境に原因**があります。

特に都会に住んでいる方はお分かりになると思いますが、常に雑多な音が飛び込んできます。

例えば、夜、布団に入り、目を閉じると、遠くで車の走る音が聞こえます。

神経質な人などは、その音で眠れなくなったりします。

★3章　心地よく、幸せに眠る方法

私たちの住んでいる環境には常にさまざまな音があり、これら全てが眠りの邪魔になっているのです。

さらに、現代社会はストレスの多い社会です。
目をつぶると頭の中の記憶の扉が開き、その日起こったことや過去の記憶がよみがえり、色々なことが気になって眠れないこともあるでしょう。

そういった**雑多な音や、嫌な記憶をかき消すのに効果的なのが、実は音楽なの**です。

人間には「順応」という機能があります。
例えば、私たちがニオイのする部屋に入ったとしましょう。
最初は「臭うな」と感じますが、しばらくするとそのニオイを感じなくなります。

これが「順応」です。

★3章　心地よく、幸せに眠る方法

これは、眠る時にかける音楽にも応用できます。

眠る時に「単調な音楽」を聞いていると、最初は気になりますが、徐々に順応が起こり、**音楽、ひいては音自体も感じなくなります。**積極的に音や音楽を流し、**神経が音に集中することで、嫌な記憶の扉を開けることがなくなる効果も**あります。

色々な思いに悩まされることもなくなるでしょう。

雑多な音や記憶を消す方法として、**単調な音や音楽を流す**のです。

この本の付属ＣＤは、日本を代表するバイオリニスト・古澤巌氏が快眠のためにセレクトした24曲を使い、**336回の寝付きの実験**を行って、音楽は寝付きをよくするかどうかを調べてみました。

結果、曲が始まって約1分で眠る人もいましたが、**平均では6分半で眠りについてきました。**

105

この本の付属のCDには、**厳選された3曲を収録**していますので、この音楽をかけながら眠れば、きっと快適な睡眠をとることができるはずです。

(なお、この付属CDのオリジナルである『DREAMS』は、音楽によって心地よい眠りへと誘い、すっきりした目覚めをむかえ、希望に満ちあふれた「夢」を見ることによって、明日への活力としていただければと思い、名付けました)

さあ、快眠に必要な知識と準備は、全てそろいました。

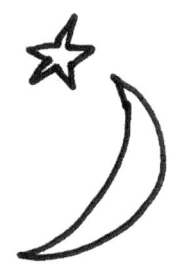

あとは、あなたが実行するだけです。

★3章 心地よく、幸せに眠る方法

付属CDを聞きながら、深い眠りへ！

<著者プロフィール>
遠藤拓郎（えんどう・たくろう）

医学博士。睡眠医療認定医、精神保健指定医。
東京慈恵会医科大学卒業、同大学院医学研究科修了、スタンフォード大学、チューリッヒ大学、カリフォルニア大学サンディエゴ校へ留学。
東京慈恵会医科大学助手、北海道大学医学部講師を経て、現在スリープクリニック調布院長。
2007年には、スリープクリニック銀座を開設。
祖父（青木義作）は、小説「楡家の人々」のモデルとなった青山脳病院で副院長をしていた時代に不眠症の治療を始め、父（遠藤四郎）は、日本航空の協賛で初めて時差ぼけの研究を行った。
祖父、父、息子の三代で、80年以上睡眠研究を続けている。
主な著作に『女性のための睡眠バイブル』（主婦と生活社、共著）がある。

<スリープクリニックＨＰ>
http://www.sleepmedicine-tokyo.com/

写真：SMWORKS
　　〈メール〉smworks@me.com
イラスト：ムクダ マイコ
　　〈メール〉banana69@me.com
本文デザイン：シライシ トモミ（株式会社システムタンク）

6分半で眠れる！快眠セラピーCDブック

2008年 8月17日　　初版発行
2010年 8月26日　　10刷発行

著　者　遠藤拓郎
発行者　太田　宏
発行所　フォレスト出版株式会社
　　　　〒162-0824 東京都新宿区揚場町2-18　白宝ビル5F
　　　　電話　03-5229-5750（営業）
　　　　　　　03-5229-5757（編集）
　　　　URL　http://www.forestpub.co.jp

印刷・製本　日経印刷（株）

©Takuro Endo 2008
ISBN978-4-89451-315-0　Printed in Japan
乱丁・落丁本はお取り替えいたします。

TV、雑誌、ネットで話題沸騰の大ヒット快眠CD

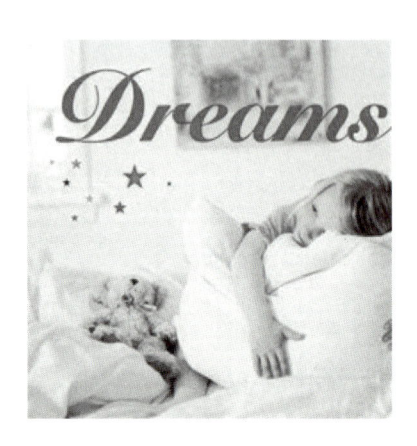

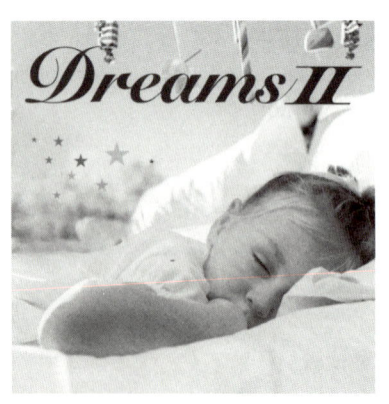

「Dreams」「Dreams Ⅱ」発売元：株式会社ハッツ・アンリミテッド
詳細は下記ホームページまで。
＜HP＞ http://www.hats-shopping.com